I0059704

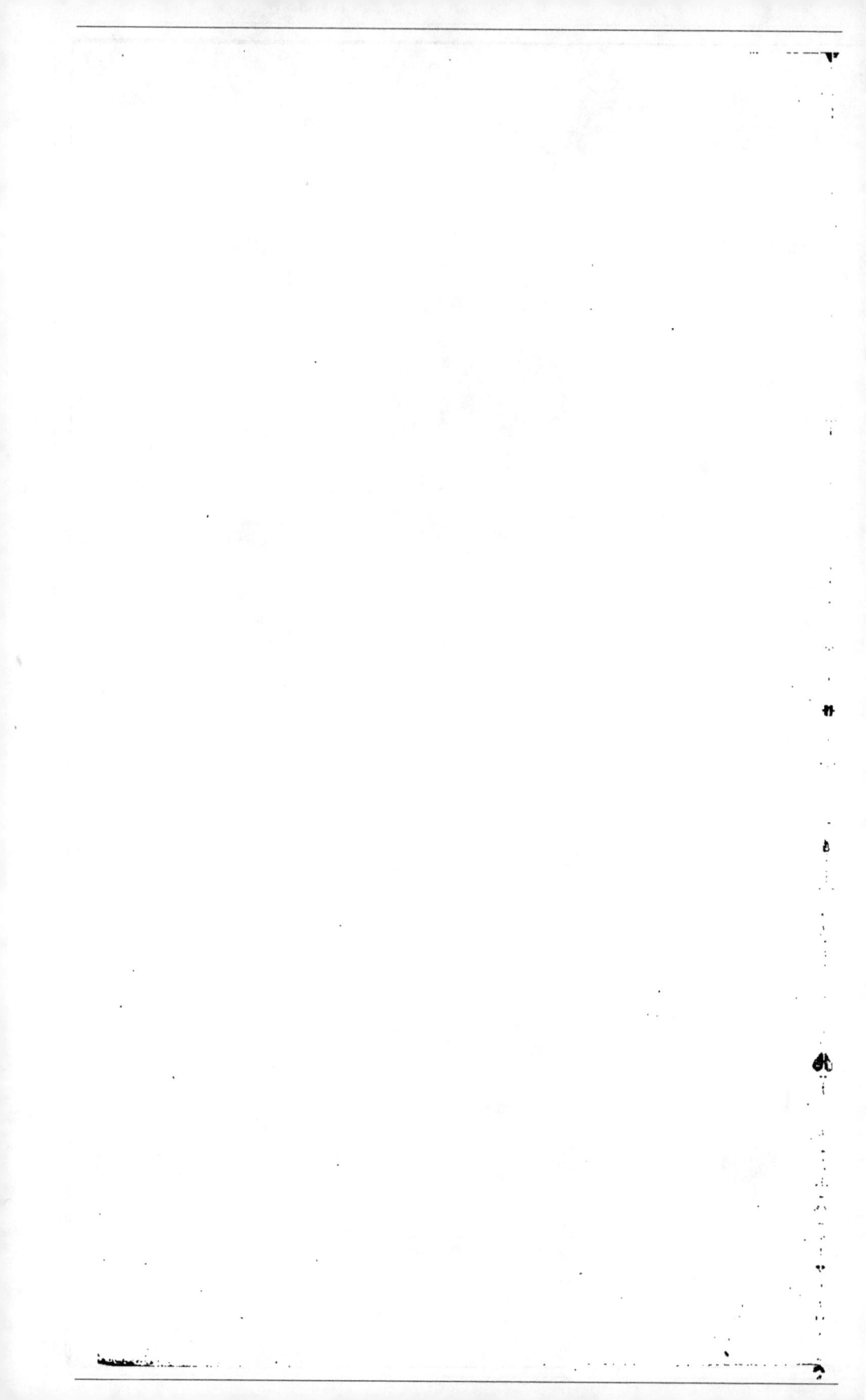

HISTOIRE MÉDICALE

DE LA GARNISON ET DE LA VILLE

DE ROANNE

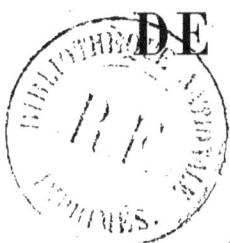

PAR

G. DUFAUD

MÉDECIN MAJOR DE 2ᵉ CLASSE AU 98ᵉ RÉGIMENT DE LIGNE

———————

PARIS

IMPRIMERIE F. DEVALOIS

AVENUE DU MAINE, 144

—

1894

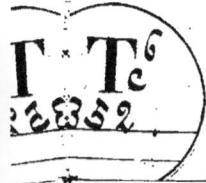

HISTOIRE MÉDICALE

DE LA GARNISON ET DE LA VILLE

DE ROANNE

HISTOIRE MÉDICALE

DE LA GARNISON ET DE LA VILLE

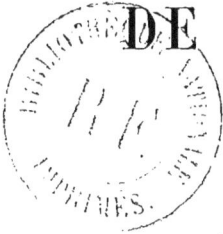

DE ROANNE

PAR

G. DUFAUD

MÉDECIN MAJOR DE 2ᵉ CLASSE AU 98ᵉ RÉGIMENT DE LIGNE

———※———

PARIS

IMPRIMERIE F. DEVALOIS

AVENUE DU MAINE, 144

—

1894

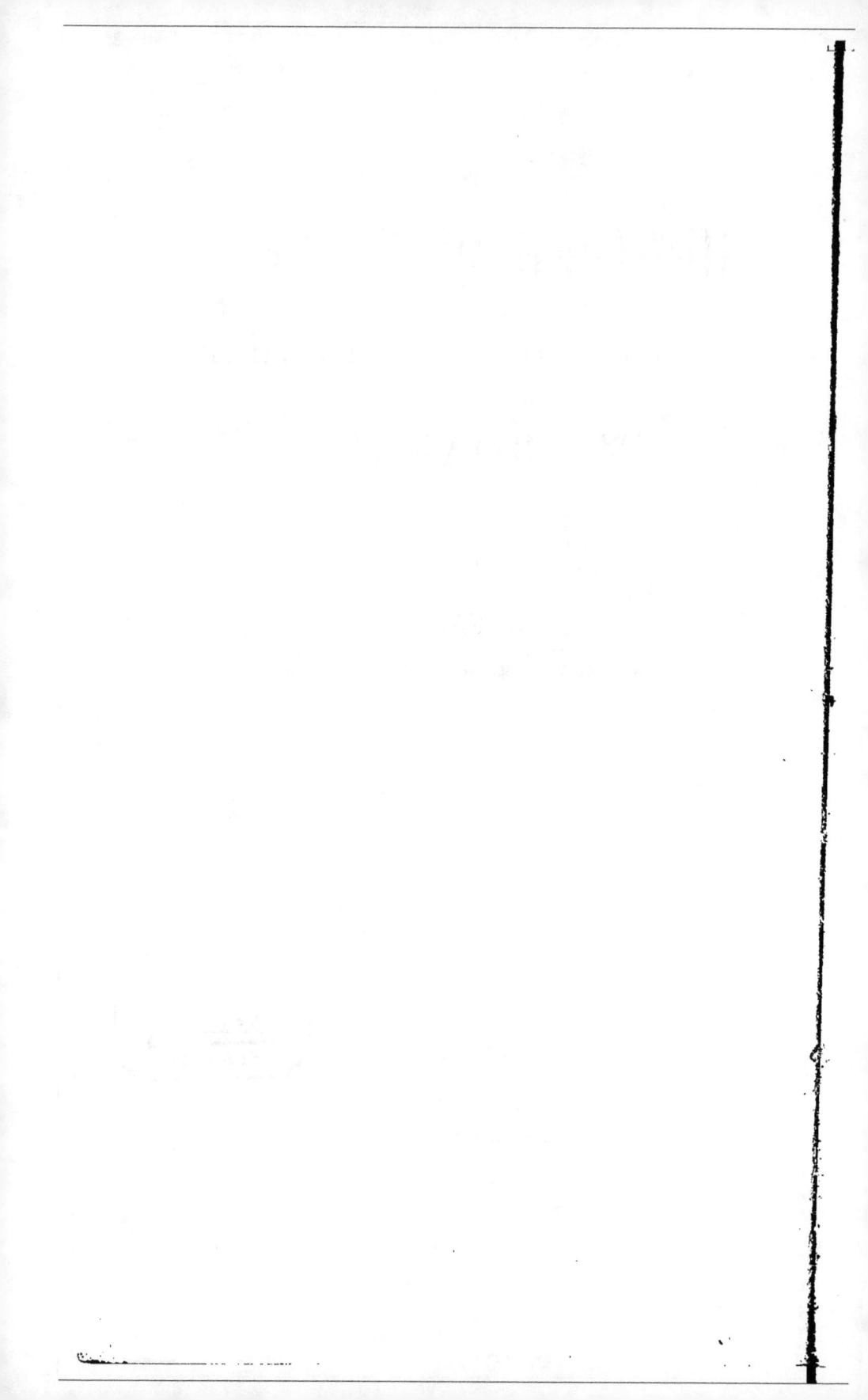

AVANT-PROPOS

Le travail que nous présentons ne doit être considéré que comme l'avant-coureur d'un autre dont la confection ne pourra être effectuée que dans quelques années. Heureux si la modeste amorce que nous plaçons aujourd'hui réussit à tenter dans la suite la curiosité de quelqu'un de nos successeurs.

L'histoire médicale de Roanne au temps passé est remplie d'observations intéressantes. On les trouve disséminées un peu partout, dans d'anciens manuscrits, dans des mémoires divers, publiés successivement à l'occasion des grands événements qui ont intéressé la santé publique, enfin dans les conversations des médecins de la ville qui en ont recueilli eux-mêmes bon nombre de leurs devanciers. Mais les déductions qu'on en peut tirer donnent plutôt satisfaction au dilettantisme professionnel qu'elles ne répondent aux exigences mathématiques de la science moderne.

Dans notre travail on trouvera des appréciations variées sur l'état hygiénique de la ville aux différentes époques. Aucune d'elles n'est bien assise sur des chiffres irréfutables. La statistique municipale n'existe que depuis quelques années, et encore n'est-elle pas irréprochable ; la statistique militaire porte sur un groupe insignifiant, eu égard à la population de la ville (500 hommes de garnison pour 30,000 habitants); enfin l'hôpital civil ne conserve aucun renseignement médical sur les entrées des malades pas plus que sur la cause des décès.

Depuis trente ans la population de Roanne est en état de croissance continue. La santé a été généralement bonne. Des institutions hygiéniques capitales, créées successivement, ont amené ce résultat; c'est l'aveu unanime. Mais cette assurance n'est pas suffisante, et il serait imprudent de se reposer exclusivement sur elle. Dans ce milieu urbain, encore jeune, des maladies nouvelles menacent de s'établir. Peut-être celles que l'on croit éteintes ne font-elles que sommeiller. L'administration publique n'est pas suffisamment armée pour pourvoir à une observation si importante.

Une statistique rigoureusement établie s'impose

pour montrer par des chiffres la marche des événements médicaux qui peuvent survenir. Ce sont les
fruits de cette statistique dont nous conseillons à nos
successeurs de s'emparer pour consolider les conclu-
sions que nous ne pouvons que faire entrevoir
aujourd'hui.

Un aperçu historique est nécessaire pour montrer
les origines de la ville ; nous l'exposerons dans un
premier chapitre. Dans le second, nous relèverons la
marche des différentes épidémies qui ont sévi sur la
population civile et sur la garnison ; le troisième con-
tiendra la description de l'état hygiénique actuel de
Roanne ainsi que les projets d'amélioration préparés
pour l'avenir.

CHAPITRE I

HISTORIQUE. — La ville de Roanne possède sur son origine une légende séduisante. C'est l'histoire d'un preux chevalier de Bretagne qui, obligé de fuir de son pays, s'en vint errer parmi les montagnes et les forêts qui bordent la Loire vers sa source. Séduit par la splendeur et la richesse de ces sites, il s'y arrêta. Sur le bord d'une clairière, par une belle nuit, une noble dame lui apparut qui lui offrit moult confort. Ils s'amourèrent l'un de l'autre et commencèrent en leur pays à bâtir et à fonder la ville.

D'autre part, il est vraisemblable, d'après les historiens, que la ville de Roanne fut créée par une colonie de Rhodiens venus sur les bords de la Loire pour le trafic du fleuve. Son nom, d'après cette hypothèse, dériverait de Rodunna dont on aurait fait plus tard Roanne.

L'une et l'autre de ces deux origines sont d'un maigre profit pour l'hygiène; mais, si tant est qu'avant d'écrire l'histoire de quelqu'un, il est bien de donner sa naissance, nous choisirons celle offerte·par la légende, ne fût-ce que pour nous servir de bonne étoile dans le travail que nous avons entrepris.

Il ressort des recherches faites sur les origines de la Ville qu'elle a toujours été située sur les bords de la Loire, à peu près sur le même emplacement que celui où elle se trouve aujourd'hui.

A l'époque tertiaire, un grand lac d'eau douce remplissait la plaine du Forest. Des argiles se sont déposées peu à peu sur le fond du lac le comblant ainsi lentement. Il en est resté la Loire qui a été dans les temps anciens un fleuve plus important qu'aujourd'hui. Le niveau de son ancien lit dépassait de vingt ou trente mètres celui qu'il conserve de **nos jours**, témoins les sables répandus sur le sommet des collines qui bordent son cours actuel, celle des Poupées par exemple.

Cette plaine lacustre a été habitée dans les temps anté-historiques. On a trouvé des amas de pilotis dans différents étangs de la plaine, vestiges d'habitations. On a trouvé aussi des ossements fossiles d'éléphants et de mastodontes à Saint-Romain-la-Mothe à neuf kilomètres de Roanne.

Les silex taillés ne sont pas rares, et l'on cite des squelettes découverts en creusant les tranchées du chemin de fer et qui présentent les caractères de la race Touranienne ou Mongole.

Enfin il faut noter l'existence en grand nombre de monuments mégalithiques qui révèlent la présence des Celtes, Gaëls ou Kymris, peuples de race indo-européenne qui peuplèrent la Gaule 2000 ans avant Jésus-Christ.

L'existence d'une ville gauloise est incontestable sur les bords de la Loire à l'endroit du plateau des Poupées. Peut-être même y en eut-il plusieurs ? Toutes furent détruites par l'invasion romaine. On retrouve dans les boues du marais des Poupées des amphores et des tuiles de maisons enfouies en abondance dans la tourbe.

Il faut laisser un long temps s'écouler avant de voir réapparaître un semblant de ville sur cet ancien emplacement. A part quelques cabanes de pêcheurs et de mariniers groupées sur les bords de la rivière, aucune agglomération d'habitations ne s'était constituée avant l'époque féodale.

Aux xvᵉ et xviiᵉ siècles une ville nouvelle se construit autour du château dans le triangle formé par la Loire et les deux rivières d'Oudan et de Renaison, au milieu des fossés et marais qui recouvraient cet emplacement, à l'endroit où s'élèvent aujourd'hui les quartiers de Saint-Étienne, la Livatte et Fontenille. La population était de 5000 habitants; la plupart des maisons construites en pisé, basses et à un étage seulement. Les rues étroites convergeaient vers les fossés; quelques-unes se prolongeaient jusqu'à la Loire.

A cette époque seulement commence pour nous l'histoire intéressante de Roanne, tout ce qui s'est passé antérieurement ne laissant dans notre esprit qu'une idée générale d'habitations misérables situées entre la rivière et la plaine, au milieu de marécages, sans groupes d'habitants bien importants et dont les conditions d'installation sont voilées à notre investigation médicale. Dès lors, et à mesure que la ville s'établit, apparaissent quelques vestiges du souci hygiénique. Le voisinage des marais semble avoir été la grande préoccupation des habitants de l'époque, et leur assainissement le but de leurs efforts. C'est d'abord l'immense fossé d'enceinte creusé autour du château, peut-être dans un but de protection contre l'ennemi extérieur plutôt que contre l'influence des miasmes maremmatiques, peut-être aussi pour faire tourner les meules des moulins seigneuriaux établis aux alentours? Peu importe; les habitations voisines en profitèrent puisque le marais ainsi drainé par cette vaste échancrure se dessécha suffisamment pour permettre la création de nouveaux quartiers.

Nous relevons dans un manuscrit de 1631 et qui est attribué à un sieur P. Gontier, médecin du roi et de l'hospice de Roanne, les observations suivantes sur les conditions hygiéniques de la ville à cette époque : « La ville de Roanne n'a pas un climat aussi insalubre qu'on pourrait le croire tout d'abord. Toutefois, comme elle est arrosée au midi et au levant par la Loire, au couchant par le Renaison et au nord par l'Oudan dont les eaux stagnantes séjournent plutôt qu'elles ne

s'écoulent, que de plus au couchant elle est entourée de
marais et d'étangs sans parler des larges fossés d'enceinte
toujours remplis de vase, il s'élève de ces lieux humides des
émanations épaisses, noires et malsaines qui fatiguent la tête
et sont la cause de fréquentes maladies. »

Il nous semble intéressant de rapporter cette appréciation
émanant d'un homme compétent et qui nous donne la note de
ce qu'était, au point de vue de la santé, la ville de Roanne à
cette époque intermédiaire entre son origine dans l'antiquité
où elle consistait en un groupe de baraques malsaines construites en plein marécage et aux temps modernes où elle se dresse
en cité florissante au milieu d'une plaine riante et salubre.

SITUATION GÉOGRAPHIQUE. — La plaine au milieu
de laquelle est construite la ville de Roanne est bornée à l'ouest
par la chaîne du Forest et de la Madeleine, à l'est par celle du
Lyonnais et du Charolais, au sud par le massif de la Haute-Loire ;
au nord, la vallée reste ouverte dans la direction de Digoin et
le Nivernais. La Loire entre dans cette plaine par le sud et se
dirige droit vers le nord pour la traverser dans toute sa
longueur. C'est d'abord un torrent qui court dans les fonds de
vallées du plateau de Neulize, puis qui s'élargit à mesure
qu'on s'approche de Roanne. La largeur de la rivière en cet
endroit est en moyenne de 150 à 200 mètres. Son volume
d'eau est très variable en raison de la nature des affluents
qu'elle reçoit, à trajets très courts descendant de montagnes
élevées et granitiques. Ces affluents sont parfois très forts
après les orages ou les pluies abondantes de l'automne,
souvent presque complètement à sec pendant l'été. C'est ainsi
que la hauteur de la rivière au pont de Roanne peut varier
de $0^m,330$ au mois d'août à $1^m,120$ aux mois d'octobre ou
novembre.

Il n'est pas douteux que la Loire a été autrefois plus forte
qu'elle ne l'est aujourd'hui, et que la ville de Roanne soit

née du trafic qui se faisait par la navigation fluviale du temps des Phéniciens. Sans remonter à une si haute antiquité on trouve dans l'histoire la relation de faits qui dénotent que le fleuve s'est toujours prêté à la navigation, ne serait-ce que la relation de l'embarquement de Louis XIII, de la reine et de toute la Cour en 1632 pour aller jusqu'à Briare, et plus tard celle d'un voyage du cardinal de Richelieu et du maréchal de Villeroy se rendant en Beaujolais. Aujourd'hui, il n'en est plus rien, et il ne faut plus compter utiliser la rivière pour la navigation qu'au moyen de canaux latéraux.

Telle que nous venons de la décrire, la vallée de la Loire se présente sous la forme d'une vaste cuvette allongée de 25 à 30 kilomètres de largeur, dont les rebords extérieurs très élevés (800 à 1000 mètres d'un côté et 400 à 600 de l'autre) sont représentés par des masses porphyriques et granitiques primitives ; son fond est argileux et recouvert d'une mince couche d'alluvion. Cette disposition est on ne peut plus favorable à l'accumulation et à la stagnation de toutes les eaux qui s'écoulent des montagnes dans la plaine et l'idée que l'on s'en fait *a priori* est celle d'un vaste marécage. C'est la conclusion technique à laquelle nous voulions arriver ; toutes les autres considérations géographiques et géologiques qui précèdent devant aboutir à ce résultat. Nous montrerons dans la suite, en parlant de la nosologie de la contrée, comment on est parvenu à obtenir son assainissement.

CLIMATOLOGIE. — C'est sur la rive gauche de la rivière, au centre même de cette plaine qui descend en pente douce du pied des chaînes de montagnes pour aboutir au lit du fleuve que se trouve bâtie la ville de Roanne. Comme le terrain sur lequel elle est construite, la ville est en pente et peut déjà se diviser en ville haute et ville basse. Son altitude dans la partie haute est de 280 mètres ; plus bas sur les bords mêmes de la rivière, elle descend à 265.

La température moyenne y est de 11°,8 et le climat se rapproche beaucoup du climat lyonnais. Les températures les plus basses de l'hiver sont de — 9° et de — 11°. La neige y fond assez rapidement tandis qu'on l'aperçoit encore sur les sommets environnants. Il neige à Saint-Étienne lorsqu'il pleut à Roanne. On estime à 130 le nombre des journées de pluie par an, et à 0,70 la hauteur d'eau tombée. Souvent un brouillard intense s'étend sur la plaine et sur la ville, particulièrement en automne ; il se dissipe pendant le jour pour réapparaître la nuit. En été, la chaleur est très vive, le vent du midi souffle avec violence, et sur le sol sablonneux qui absorbe la chaleur et la conserve, provoque des températures de 30° à 32°. Le vent du sud-ouest très fréquent amène presque toujours la pluie. Il est remarquable qu'au printemps c'est le vent du nord qui domine.

La population a suivi une marche croissante depuis les temps les plus reculés jusqu'à nos jours, et ce n'est pas sans raison que les anciens avaient choisi pour devise à la ville de Roanne cette formule : *Crescam et lucebo.*

En 1651 on signale 7,000 habitants à Roanne ; en 1764, 12,000 ; en 1848, 18,000 ; en 1872, 25,000 ; enfin au dernier recensement de 1890, 30,000. La ville doit son extension au développement inattendu du commerce et de l'industrie. Les fabriques de tissu de coton, les tanneries, féculeries, hauts-fourneaux occupent à Roanne plus de 20,000 ouvriers.

Émigrée de la campagne vers la ville, la population s'est accrue rapidement. A Roanne la natalité est de 34,59 pour 1000 habitants, tandis que la mortalité ne dépasse pas 28,05.

Se ressentant de son origine rurale et n'ayant pas eu le temps encore d'être diminuée dans sa résistance constitutionnelle par l'influence urbaine, cette population a fourni un petit nombre de malades et de décès. Les épidémies ont été rares, peu tenaces et généralement peu meurtrières. Mais il faut considérer que les éléments qui servent aux observations actuelles sont encore jeunes, de récente formation ; les causes de détérioration héréditaire ne sont pas encore intervenues; le développement ouvrier de la ville remonte à peine à une trentaine d'années. Il faut laisser le temps à l'alcoolisme de s'établir, à la tuberculose de se montrer et avec ces deux fléaux, toutes les causes d'altération des masses urbaines qui porteront surtout sur les descendants de la population actuelle. Il est à craindre que l'état sanitaire de la ville qui est resté satisfaisant tant que sa population s'est conservée campagnarde ou bourgeoise, ne s'altère un jour, sous l'influence de l'urbanisation, pour devenir le foyer des épidémies et des autres fléaux qui sont l'apanage des agglomérations ouvrières.

Déjà le mouvement ne se prépare-t-il pas, et ne faut-il pas en voir les signes avant-coureurs dans le chiffre élevé de la mortinatalité signalé par M. le docteur Fleury de Saint-Étienne dans un récent ouvrage. La mortinatalité à Roanne est plus considérable que dans le reste de la France. Elle est constituée presque en entier par des enfants illégitimes et porte principalement sur la population ouvrière. Ce résultat est le fait, au dire de l'auteur du livre que nous venons de citer, d'une influence professionnelle dont souffrent les femmes employées dans les usines. N'est-on pas en droit de penser d'autre part à une cause plus générale et relevant du coëfficient vital de chacun des éléments de cette population usinière dont les conditions sanitaires s'altèrent chaque année.

Le conseil de revision fournit lui aussi une preuve actuelle de l'amoindrissement organique de la population en révélant le nombre de jeunes gens exemptés définitivement du service militaire pour faiblesse générale ou ajournés pour le même motif. En 1888, sur 343 inscrits de l'arrondissement de Roanne, 47 ont été ajournés pour développement insuffisant, 8 exemptés définitivement pour faiblesse générale, 7 pour tuberculose pulmonaire, 2 pour surdi-mutité, ce qui laisse à 277 seulement le nombre de jeunes gens aptes, pendant cette année, au service militaire. En 1889, sur 319 inscrits,

51 ont été ajournés une première année, 6 exemptés pour tuberculose pulmonaire et 4 pour affection des os. En 1890, sur 348 inscrits, il y avait 38 ajournés et 9 exemptés pour tuberculose, rachitisme ou faiblesse générale. En 1891, 281 inscrits ont fourni 37 ajournés et 11 exemptés ; en 1892, sur 376 inscrits, 54 ont été ajournés et 12 exemptés. Ce qui fait une proportion de 35 exemptés définitivement sur 1000 inscrits, et 135 ajournés à un an. Ces chiffres sont élevés et placent la population de Roanne dans les mêmes conditions que celle des grands centres industriels voisins. Aussi ne faudrait-il pas se reposer sur les apparences de salubrité actuelle sans songer aux éventualités qui pourront surgir un jour avec une agglomération si étendue d'habitants et dans une ville dont la défense hygiénique n'est pas encore parfaite.

CHAPITRE II

ÉPIDÉMIES — Avant la création des statistiques munici-
pales et militaires qui s'établissent de nos jours dans la
plupart des villes de France, la nosologie d'une cité se traçait
sur le registre d'entrée des malades et sur celui des décès à
l'hôpital. C'était un document précieux pour les chercheurs
et de là pouvaient sortir les déductions les plus solides. Cette
bonne fortune manque à Roanne. On n'a conservé à l'hôpital
que le nombre de décès par mois ou par an, et sur les caté-
gories de malades traités dans les salles, la seule distinction
de fiévreux et de blessés. Le nombre de malades soignés à
l'hospice de Roanne est considérable, puisque cet établissement est ancien, et la connaissance des diagnostics donnerait
l'aperçu le plus exact sur la marche de l'état sanitaire de la
population depuis les temps les plus reculés jusqu'à nos
jours.

A défaut de chiffres et de noms nous éclairant sur le
nombre de maladies observées et sur leur nature, nous avons
trouvé dans les archives de l'hôpital quelques faits intéres-
sants. Par les observations auxquelles ils donnent lieu, ils
jettent quelque lumière sur l'état de la santé publique autrefois et à différentes époques successivement. L'hospice de
Roanne date de 1343 ; il était alors une simple maladrerie.
Il est devenu en 1638 un hôpital ouvert aux malades et aux

2

indigents et confié à la direction des religieuses du monastère
de Saint-Augustin. Il possédait huit lits et la mortalité était
très élevée parmi les malades qui venaient s'y faire soigner,
puisque la proportion de 65 décès pour 100 malades se trouve
dénoncée en 1655. C'était l'époque où exerçait à Roanne le
médecin Gontier dont nous avons déjà parlé, et qui accuse
dans ses livres l'existence de fièvres maremmatiques et putrides
faisant parfois de grands ravages sur la population.

La peste de 1635 à 1659 fit de nombreuses victimes et la
famine de 1708 est signalée comme ayant entraîné la mort
d'un grand nombre de personnes.

Dès 1745 les ressources de l'hospice s'étaient accrues et le
nombre de lits avait notablement augmenté. Nous trouvons
trace pendant cette année du traitement à l'hôpital de militaires du régiment du Poitou de passage dans cette région.
Pendant dix mois de séjour qu'ils firent à Roanne, de
décembre 1745 à avril 1746, 119 d'entre eux entrèrent à
l'hôpital dont 18 moururent, ce qui fait une proportion
de 151 décès pour 1000 malades. Mais on ne peut tirer de ces
chiffres aucune comparaison avec la situation sanitaire
actuelle de notre armée tant sont différentes les conditions
hygiéniques et les ressources déployées pour le traitement des
malades de nos jours. A cette époque la journée de traitement
était de cinq sols, et il arrivait souvent que plusieurs
militaires devaient coucher dans le même lit.

Un autre document trouvé dans les archives de l'hospice
présente un intérêt historique rétrospectif ; c'est une circulaire
de M. le comte d'Argenson, ministre de la guerre en 1718.
Elle montre qu'au siècle dernier on avait déjà des présomp-
tions sur la contagion de certaines maladies constitutionnelles
réputées comme transmissibles aujourd'hui, et que l'autorité
militaire avait le souci d'éloigner de l'armée.

Voici cette circulaire : « Par ordonnance du 20 décembre 1708
les soldats écrouelleux devaient être renvoyés des hôpitaux
où ils se trouvaient pour être dirigés sur celui de Thionville

spécialement réservé à leur admission. Dorénavant, et comme conséquence de cette conclusion que la maladie des écrouelles est contagieuse, tous les soldats atteints de cette maladie seront définitivement renvoyés de l'armée et munis d'un certificat constatant la nature de leur infirmité. » N'est-ce pas là un enseignement donné par nos ancêtres et que ne peuvent pas revendiquer nos institutions modernes.

Les archives de l'hôpital nous montrent que pendant les années qui suivirent les conditions de traitement des maladies s'améliorèrent avec le temps. En 1814, à la fin des guerres du premier empire, la mortalité des militaires entrés à l'hôpital n'est plus représentée que par la proportion de 34 décès pour 1000 malades, et il faut compter les nombreux blessés qui ont dû être évacués sur la ville de Roanne pendant cette année. Quoi qu'il en soit, c'est déjà un progrès sur les années précédentes et aussi trouvons-nous le prix de journée de traitement élevé à la somme de un franc.

FIÈVRE TYPHOIDE. — Il y a tout lieu de penser que la fièvre putride dénoncée par les médecins du xviie siècle n'était autre chose que la typhoïde de notre temps. Elle sévissait presque constamment, surtout à la fin de l'été, mais revêtait parfois la forme épidémique, faisant alors d'horribles ravages parmi les populations. Les malades qui en étaient atteints tombaient dans une grande prostration. La mort survenait ordinairement dans la deuxième semaine de la maladie ; d'autres fois les malades mouraient subitement après d'horribles douleurs de ventre et des vomissements de bile. Telle est bien la physionomie de l'affection dont nous cherchons l'histoire. Malheureusement les détails manquent sur la marche de ces épidémies et aucun chiffre ne donne une idée exacte ni de l'étendue des foyers épidémiques par le nombre des malades atteints, ni de la gravité de l'affection par le chiffre des décès. Il faut arriver jusqu'à nos dernières années pour trouver des renseignements plus précis sur le sujet, et encore les chiffres manquent toujours.

Les médecins qui exercent depuis un certain temps à Roanne assurent qu'autrefois, jusqu'en 1860, la fièvre typhoïde sévissait à l'état endémique. Ils confirment ce qui a été avancé par leurs devanciers du siècle dernier, que pendant certaines années le nombre des malades a été plus élevé que pendant d'autres, ce qui donnait à la maladie une allure épidémique. Elle frappait particulièrement la population des faubourgs et s'observait de préférence parmi les jeunes gens dans les écoles et dans les fabriques.

A cette époque on consommait presque exclusivement à Roanne de l'eau de puits pour la boisson, et l'entretien hygiénique de la ville laissait fort à désirer. Les puits étaient infectés par toutes les souillures du voisinage, les déjections même des typhoïdiques dans les maisons où il s'en présentait, constituant ainsi un milieu de culture des plus favorables à la conservation des germes et à leur dissémination.

A partir de 1860, lorsqu'on a pu distribuer aux habitants de l'eau de source provenant du captage des Poupées, la fièvre typhoïde a diminué de fréquence d'une façon notable. Elle ne s'est plus présentée que sous la forme d'épidémie de plus en plus rare et de préférence dans des quartiers qui avaient conservé l'usage des puits. Nous trouvons la relation sommaire d'une de ces épidémies en 1874 dans les comptes rendus du conseil d'hygiène de la ville : « La fièvre typhoïde a sévi cette année sur la ville et sur trois communes avoisinantes. Elle est apparue après l'épizootie de fièvre aphteuse et sans qu'on puisse trouver aucune corrélation entre ces deux affections. Cette épidémie fut meurtrière et le nombre des décès dépassa de beaucoup celui qu'on observait ordinairement. »

En 1874, la ville de Roanne est dotée d'une garnison représentée par un bataillon d'infanterie, et nous aurons désormais la statistique militaire pour observer la marche de la maladie sur une partie de la population de la ville. Malheureusement ce groupe est peu important et ses conditions hygiéniques diffèrent sur bien des points de celle de la majorité de la population civile.

Une autre source émanant de la municipalité nous fournira quelques renseignements à partir de 1886 sur le nombre de décès entraînés chaque année par la fièvre typhoïde. Mais peut-on accorder une grande confiance aux déclarations faites à la mairie par les particuliers, et combien de décès échappent ainsi au compte de la maladie qui a entraîné véritablement la mort, quand même un agent spécial serait chargé de la constatation des décès à domicile?

Voici maintenant le relevé que nous fournissent les deux statistiques, pour la garnison, de 1878 à 1893, pour la population civile de 1886 à 1893 :

GARNISON			POPULATION CIVILE		
ANNÉES	NOMBRE DE CAS	DÉCÈS	ANNÉES	NOMBRE DE CAS	DÉCÈS
1878	6	»	1878		
1879	25	4	1879		
1880	7	1	1880		
1881	8	1	1881	La statistique municipale ne nous donne pas le nombre de cas.	Les décès dénoncés pendant ces premières années n'ont pas été assez régulièrement constatés pour être relevés.
1882	17	3	1882		
1883	6	»	1883		
1884	7	1	1884		
1885	2	»	1885		
1886	2	»	1886		
1887	4	»	1887		11
1888	1	»	1888		4
1889	3	»	1889		2
1890	2	»	1890		4
1891	»	»	1891		3
1892	»	»	1892		9
1893	»	»	1893		7

Il faut encore en venir à l'opinion personnelle des médecins de la ville et constater avec eux la diminution considérable du nombre de cas de fièvre typhoïde depuis le jour où l'on a fait usage de l'eau de source pour la boisson. Si la maladie ne s'est pas éteinte complètement à partir de ce moment, c'est qu'en raison de l'insuffisance de l'approvisionnement d'eau, bon nombre de maisons ont continué à se servir de leur puits. Le jour où, dans la suite, on a pu augmenter la quantité d'eau à livrer à la population, la fièvre typhoïde a disparu presque complètement et les cas signalés aujourd'hui peuvent être considérés comme d'importation étrangère.

La même observation se présente pour la garnison, où depuis dix ans il n'y a pas eu un seul décès par typhoïde.

VARIOLE. — Il n'y a pas eu d'épidémies de variole à Roanne depuis l'époque de la guerre de 1870. Néanmoins cette affection s'y observe chaque année et le nombre des victimes en est assez élevé si on s'en rapporte aux décès dénoncés par la statistique de la ville. L'explication de cette particularité se trouve dans ce fait que, si les vaccinations se pratiquent régulièrement dans la ville, il n'en est pas de même à la campagne, et bon nombre de montagnards viennent en immigrants à Roanne qui ne présentent pas l'immunité désirable. C'est particulièrement sur ces nouveaux arrivés que la variole s'observe.

On peut expliquer aussi de la même façon l'apparition des quelques cas signalés par la statistique militaire sur des hommes de la garnison. Le système de recrutement régional amène au régiment de Roanne des jeunes gens des campagnes voisines dont beaucoup n'ont pas été vacccinés avant leur arrivée au corps. L'immunité immédiate que leur donne la **vaccination pratiquée à ce moment est moins puissante que** s'ils la tenaient déjà de leurs parents ou de leurs aïeux immunisés eux-mêmes par des vaccinations antérieures. Quoi qu'il en soit, les cas observés ont été bénins puisqu'ils n'ont pas entraîné un seul décès.

Le conseil d'hygiène de la ville ne manque pas d'insister dans chacune de ses séances sur la nécessité de propager la pratique de la vaccination dans les campagnes ; mais une grande indifférence règne encore parmi les habitants, et souvent les invitations faites par les médecins où les sages-femmes se heurtent à l'hostilité.

GARNISON			POPULATION CIVILE		
ANNÉES	NOMBRE DE CAS	DÉCÈS	ANNÉES	NOMBRE DE CAS	DÉCÈS
1878	»	»	1878	La statistique municipale ne comporte pas le nombre de cas.	»
1879	»	»	1879		»
1880	2	»	1880		»
1881	2	»	1881		»
1882	»	»	1882		»
1883	»	»	1883		»
1884	1	»	1884		»
1885	»	»	1885		»
1886	»	»	1886		»
1887	2	»	1887		11
1888	2	»	1888		24
1889	»	»	1889		7
1890	»	»	1890		9
1891	»	»	1891		20
1892	»	»	1892		31
1893	»	»	1893		8

FIÈVRES ÉRUPTIVES.—La scarlatine semble avoir une prédilection pour les habitants de la ville de Roanne. De toutes les fièvres éruptives, c'est elle qu'on observe le plus fréquemment, aussi bien parmi les militaires que dans la population civile. La raison en est peut-être dans le mouvement d'immigration de la campagne vers la ville. Dans les ateliers comme à la caserne, le campagnard arrive avec sa virginité organique, n'ayant à opposer aucune immunité héréditaire ou personnelle aux influences morbides qui se présentent à lui dans le milieu urbain, et il constitue un terrain des plus favorables au développement des épidémies. Il est remarquable qu'à l'armée les sujets campagnards se trouvent plus particulièrement atteint que ceux des villes où la rougeole et la scarlatine sévissent plus régulièrement. Ces derniers apportent avec eux un degré d'immunité incontestable et qui manque à leurs camarades des champs.

Mais cette raison de la prédilection de la fièvre scarlatine pour les nouveaux arrivés dans la ville ne suffit pas à expliquer la persistance de la maladie sur la population puisque nous la voyons à peu près éteinte parmi les militaires qui partagent avec les civils les inconvénients de l'acclimatement. C'est que, dans l'armée, depuis plus de dix ans, on pratique avec soin la désinfection, tandis que dans la population civile cette mesure hygiénique n'est que très exceptionnellement adoptée. L'hospice de Roanne possède une étuve Geneste et Herscher dont peuvent se servir les particuliers. Il est fâcheux d'avouer qu'elle n'est presque jamais demandée et que les médecins obtiennent difficilement de leurs clients l'application des mesures les plus élémentaires de désinfection. C'est à notre avis la raison primordiale de la conservation à Roanne de la scarlatine, de la variole et autres maladies transmissibles. Les inconvénients d'une pareille négligence sont bien plus graves quand il s'agit de la diphtérie.

GARNISON			POPULATION CIVILE		
ANNÉES	NOMBRE DE CAS	DÉCÈS	ANNÉES	NOMBRE DE CAS	DÉCÈS
1878	8	2	1878	»	»
1879	3	»	1879	»	»
1880	5	»	1880	»	»
1881	»	»	1881	»	»
1882	2	»	1882	»	»
1883	12	2	1883	»	»
1884	2	»	1884	»	»
1885	»	»	1885	»	»
1886	»	»	1886	»	»
1887	»	»	1887	»	7
1888	»	»	1888	»	2
1889	3	»	1889	»	5
1890	7	»	1890	»	4
1891	»	»	1891	»	3
1892	1	»	1892	»	4
1893	»	»	1893	»	5

DIPHTÉRIE.— Si la diphtérie manque dans la statistique militaire parmi les maladies observées dans la garnison depuis quinze ans, il n'en est pas de même parmi la population civile, et il ne se passe pas d'année sans qu'on ait à compter avec le croup. Voici le relevé des décès occasionnés par cette maladie depuis 1887 :

GARNISON			POPULATION CIVILE		
ANNÉES	NOMBRE DE CAS	DÉCÈS	ANNÉES	NOMBRE DE CAS	DÉCÈS
1878	»	»	1878	»	»
1879	»	»	1879	»	»
1880	»	»	1880	»	»

GARNISON			POPULATION CIVILE		
ANNÉES	NOMBRE DE CAS	DÉCÈS	ANNÉES	NOMBRE DE CAS	DÉCÈS
1881	»	»	1881	»	»
1882	»	»	1882	»	»
1883	»	»	1883	»	»
1884	»	»	1884	»	»
1885	»	»	1885	»	»
1886	»	»	1886	»	»
1887	»	»	1887	»	9
1888	»	»	1888	»	7
1889	»	»	1889	»	11
1890	»	»	1890	»	13
1891	»	»	1891	»	16
1892	»	»	1892	»	25
1893	»	»	1893	»	4

Comme on le voit, le croup est endémique et il semble
que le nombre des cas aille en augmentant chaque année.
Les épidémies sont rares maintenant, mais on en a signalé
autrefois de très meurtrières. Nous n'avons trouvé la relation
écrite que d'une seule observée en 1876. Cette année-là, la
diphtérie a sévi pendant une dizaine de mois dans la ville de
Roanne et aussi dans quatre villages avoisinants où elle a
fait de nombreux ravages. Dans l'un d'eux qui comptait
330 habitants, 32 décès ont été occasionnés par le croup.
Cette épidémie succédait à une épidémie de fièvre typhoïde
dont la période d'acmé s'était montrée en 1874, et à une
épizootie de fièvre aphteuse. On avait pensé que ces trois
affections, qui ont sévi pendant six années consécutives,
pouvaient avoir entre elles une certaine corrélation. Les rap-
ports établis par les médecins et les vétérinaires ont démontré
que la fièvre typhoïde de 1874 a succédé à la cocotte de 1870,
et le croup de 1876 à la typhoïde de 1874, sans qu'il soit pos-

sible de trouver aucune corrélation entre ces trois affections. Enfin, aucun cas de fièvre aphteuse n'a été communiqué de l'animal à l'homme autrement que par inoculation directe. La relation qui unit la diphtérie à la scarlatine a été plus d'une fois trouvée. L'angine scarlatineuse a servi souvent d'avant-garde à la diphtérie et les cas ne sont pas rares où les deux affections se sont associées.

PALUDISME. — L'histoire du paludisme dans la plaine de Roanne et dans la ville ne présente plus qu'un intérêt rétrospectif, puisqu'il a presque complètement disparu de nos jours. Les manifestations de l'infection palustre ne s'observent plus que sous la forme larvée et dans des circonstances déterminées comme le curage du bassin du canal de la Loire ou à l'occasion de travaux de défoncement sur l'ancien emplacement des marais. Mais il n'en a pas toujours été ainsi, et ce que nous avons dit dans le chapitre précédent à propos de l'historique de la ville montre que la malaria a été pendant de longs siècles le premier obstacle à la prospérité de la contrée. Dans un pays aussi marécageux que nous l'avons décrit, le paludisme devait trouver un terrain de prédilection pour son développement et il n'est pas douteux qu'il ait fait de nombreuses victimes parmi les habitants.

Il n'y a pas plus de cinquante ans qu'on a commencé le drainage méthodique dans la plaine et que la culture s'est emparée des immenses étendues qui n'étaient autrefois que marécages et terres incultes. De l'année 1862 à 1880 le nombre des fiévreux était encore de 18 à 30 pour 1000 habitants avec un maximum de fréquence sur la rive gauche de la Loire où les étangs sont plus nombreux et où il pleut davantage. Ces chiffres ont été relevés dans un rapport du service des ponts-et-chaussées fait en 1880 à l'occasion du dessèchement des marais. Ce n'est guère qu'à cette époque que la population a pu s'établir sans danger sur cet immense

emplacement et y prospérer jusqu'à fournir aujourd'hui un
excédent de naissances sur les décès. Ces observations qui
sembleraient dériver plutôt de la nosologie rurale concernent
tout aussi bien la ville de Roanne. On trouve les preuves
certaines de la fréquence de la fièvre intermittente dans la
ville relatées dans les mémoires des médecins du siècle
dernier. Ceux qui exercent encore aujourd'hui ont compté
bon nombre de paludiques parmi leurs clients au début de
leur carrière, et une certaine habitude de l'emploi du sulfate
de quinine est restée dans leur pratique thérapeutique.

Dans la garnison, aucun cas de fièvre palustre ne se trouve
signalé depuis que la statistique est régulièrement établie, et
si quelques-uns se sont présentés à l'hôpital c'est sur des
militaires étrangers venus en congé de convalescence de
quelque point du territoire ou des colonies, et qui ont été
admis à l'hôpital pour compléter leur guérison.

RHUMATISME. — Le rhumatisme s'observe à Roanne à
tous les degrés ; Roannais et rhumatisant sont deux titres qui
s'allient souvent ensemble. Cette particularité est commune avec
les habitants d'autres villes du voisinage comme Clermont, Mont-
luçon, Montbrison, etc., où les rhumatisants sont nombreux.

Si l'on considère que le rhumatisme affectionne particuilère-
ment les pays à sol marécageux où la nappe d'eau souterraine
est peu profonde, la plaine de Roanne remplit à merveille ces
conditions : terrain tertiaire d'une mince épaisseur sur un sol
argileux, rayonnement faible qui favorise la formation de brouil-
lards sur le fond de la plaine. L'humidité qui en résulte ne peut
manquer d'exercer une influence altérante sur la nutrition des
habitants. Qu'on y joigne l'existence à Roanne d'un grand
nombre de maisons à murs salpêtrés, on aura réalisé le milieu
le plus favorable à l'entretien de la diathèse rhumatismale.

Si, à ces influences climatériques, on ajoute celle de l'hérédité dont l'intervention est si importante dans la genèse du

rhumatisme, on comprendra mieux encore la fréquence de,
cette affection. L'influence de l'hérédité est bien mise en
lumière par les observations suivantes qui relèvent de la statistique militaire. — Sur 1290 jeunes soldats qui sont venus
faire leur service au 98e de ligne à Roanne pendant les cinq
dernières années 1888 à 1893, 138 ont été atteints de rhumatisme, dont 63 assez grièvement pour motiver l'envoi à
l'hôpital et 75 ayant présenté des formes subaigues qui ont
pu être soignés à l'infirmerie. Il est intéressant d'observer
que le nombre de ces malades est en proportion directe avec
leur provenance et que les hommes des pays à rhumatisme ont
été atteints en plus grand nombre que ceux originaires des
autres régions où cette affection est moins fréquente. C'est
ainsi que sur 128 Clermontois, 33 ont présenté des manifestations rhumatismales pendant la durée de leur service militaire
soit une proportion de 271 pour 1000 tandis que 14 Corses
ou 90 Marchois n'ont pas eu un seul d'entre eux atteint de
rhumatisme. La proportion est presque aussi élevée pour les
Roannais qui ont fait leur service militaire dans leur pays et
qui ont eu à souffrir sur place de l'influence héréditaire en
même temps que de celle du climat.

PROVENANCE DES JEUNES SOLDATS	NOMBRE D'APPELÉS	DEVENUS MALADES PAR RHUMATISME	PROPORTION POUR 1000
Aurillac..........	150	24	160
Montbrison........	174	14	80
Roanne	146	37	253
Riom	130	12	92
Clermont	128	33	271
Rodez	150	»	»
Le Puy	168	4	23
Montluçon........	140	14	100
Guéret...........	90	»	»
Corse	14	»	».
	1290	138	110,4

Les médecins de la ville dénoncent un grand nombre de rhumatisants parmi leurs malades ; les formes déformantes ne sont pas rares et avec elles les infirmités ordinaires qui en sont la conséquence. Les affections du cœur sont fréquentes, on les trouve dénoncées souvent sur les registres de l'administration préfectorale comme cause d'exemption du service militaire devant les conseils de revision.

Voici le relevé des malades militaires traités à l'hôpital depuis 1878 pour rhumatisme avec la proportion annuelle des rhumatisants sur le total général des entrées.

ANNÉES	TOTAL DES ENTRÉES	ENTRÉES PAR RHUMATISME	PROPORTION POUR 100
1878	101	71	20,7
1879	129	19	14,5
1880	115	14	12,2
1881	121	11	9,9
1882	98	19	12,4
1883	104	14	13,2
1884	97	16	14,4
1885	119	13	10,8
1886	118	10	8,7
1887	131	12	9,8
1888	105	11	9,9
1889	91	9	9,6
1890	102	10	9,5
1891	109	7	6,5
1892	101	13	12,4
1893	98	11	11,2

TUBERCULOSE.—Il serait intéressant de dire où en est la tuberculose à Roanne, mais le résultat des observations que nous avons pu faire ne permet pas de formuler une opinion ferme sur le sujet. La déclaration des décès par tuberculose à la mairie est incertaine. Nous avons bien relevé une proportion de 7 à 11 décès par mois depuis les six dernières années ; mais combien de décès par catarrhe pulmonaire ou pneumonie relèvent de la tuberculose et ne lui sont pas imputés dans le chiffre réel dénoncé par le service municipal. Nous avons bien essayé de calculer le nombre de jeunes gens de l'arrondissement de Roanne exemptés par le conseil de revision pour tuberculose pulmonaire ; mais que d'exemptions sont placées sur le compte de la faiblesse générale et qui en réalité devraient être attribuées à la tuberculose ? Mieux vaut avouer l'insuffisance des renseignements sur le sujet et ne pas présenter de chiffres qu'il serait facile de taxer d'illusoires. De l'avis des médecins les plus autorisés, la phtisie est fréquente à Roanne et elle menace de le devenir de plus en plus avec les chances si nombreuses de contagion que rencontrent les ouvriers dans les usines où aucune précaution hygiénique n'est prise.

ALCOOLISME. — L'alcoolisme est rare à Roanne si l'on s'en tient au sens prêté ordinairement à ce mot. Le pays roannais est un pays de vin. On y boit et on y mange beaucoup ; les ivrognes se rencontrent fréquemment, les alcooliques très peu. Faut-il voir dans cette observation le résultat des habitudes campagnardes que nous avons signalées dans le milieu ouvrier de la ville ou bien le peu d'occasions ou de loisirs laissés aux ouvriers dans les fabriques dont les portes sont scrupuleusement fermées pendant les heures de travail ? Quoi qu'il en soit la santé des habitants bénéficie de cette coutume ou de cette rigueur et aucune comparaison n'est à établir au point de vue de la fréquence de l'alcoolisme entre les grandes cités industrielles du Nord et celle de Roanne.

MALADIES VÉNÉRIENNES. — La syphilis s'observe rarement et sans doute pour la même raison que celle que nous avons invoquée pour l'alcoolisme. Les affections blennorrha-

giques en revanche sont fréquentes, et les militaires de la
garnison paient à ces dernières un assez large tribut. Si la
prostitution déclarée offre par suite de la surveillance assidue
du service médical, une sécurité relative, nous n'en dirons
pas autant de la prostitution clandestine qui constitue la
source ordinaire d'où sortent les diverses variétés de maladies
vénériennes.

CHAPITRE III

DESSÉCHEMENT DES MARAIS. — Une ville, dit-on, a la santé qu'elle veut. Cette maxime se trouve réalisée tout entière dans l'histoire médicale de Roanne. Aux premiers temps de son origine et pendant les premiers siècles qui ont suivi, le grand obstacle à sa prospérité et l'ennemi le plus redoutable de ses habitants ont été la présence des marécages et des maladies qu'entraînent les émanations maremmatiques.

On y a remédié au moyen âge par l'ouverture du fossé d'enceinte du château qui a créé une immense porte d'évacuation aux eaux stagnantes des alentours en les entraînant vers la Loire. Cet exemple s'est propagé dans la suite ; on a creusé d'autres tranchées dans la ville et à la campagne ; l'agriculture est intervenue en desséchant les étangs pour en faire des terres de culture. Le grand mouvement agricole qui s'est fait de 1860 à 1880 a transformé cette vaste plaine de la Loire tout entachée de marécages en un champ immense de labour. La culture des terres a détruit les germes des marais et le produit des récoltes a amélioré peu à peu les conditions vitales des habitants.

Mais le mouvement rural qui a été très prononcé dans la plaine de Roanne vers le milieu de notre siècle s'est atténué tout d'un coup. L'industrie s'est présentée en concurrente

3

sérieuse à l'agriculture, et les campagnes ont été désertées pour la ville. On a dû construire à la hâte des quartiers nouveaux pour abriter la population. On s'est servi de terrains que les agriculteurs avaient antérieurement drainés, et en creusant les fondations des maisons on a brisé les anciens drains, notamment dans le faubourg Mulsant, un des plus étendus, et qui se trouve sur l'emplacement d'anciens marais. Il est à craindre que l'infection palustre ne se réveille après son long sommeil. L'eau se trouve presque à fleur de terre et remplit les caves des habitations.

Un autre inconvénient ne manquerait pas de s'ajouter à celui de la destruction des drains, si l'on venait à abandonner la prise d'eau des Poupées qui réunit les eaux de toute la plaine. Depuis que la ville a fait construire le barrage de Renaison et ouvert une nouvelle conduite d'eau de source, celle des Poupées est délaissée. Le jour où l'eau des réservoirs des Poupées ne sera plus consommée, elle se répandra dans la plaine ; on reviendra au temps des marécages. Il appartient à la statistique municipale et aussi à la statistique militaire, puisque la caserne se trouve située dans cette plaine, de 'relever les cas de paludisme qui pourraient se produire annonçant l'accomplissement de l'inondation souterraine dont nous venons de signaler l'imminence.

EAU DE BOISSON. — A côté de l'infection palustre s'en dressait une autre, plus redoutable encore que la première, puisque, par ses explosions épidémiques, elle faisait plus de victimes, c'est l'infection typhoïde. Ce sera la gloire de l'administration de ces dernières années de l'avoir détruite en dotant la ville d'une eau de boisson de bonne qualité et en quantité abondante. Ce que nous avons dit de l'influence de l'eau de boisson sur la marche de la fièvre typhoïde au chapitre II suffit à démontrer l'importance de l'œuvre accomplie. Voyons pour le détail en quoi elle a consisté, par qùelles phases successives elle a passé, et quelles garanties elle promet pour l'avenir.

Jusqu'en 1860, avons-nous dit, la population a puisé son eau de boisson presque exclusivement dans les puits privés que possédait chaque habitation. Cette eau a été très bonne autrefois alors que la population était moins dense et les maisons plus espacées ; elle s'est rapidement infectée à mesure que la ville s'est accrue et que les déjections de toute sorte sont venues se déverser dans les réservoirs.

Il existait bien dans certains quartiers des fontaines alimentées par un captage du ruisseau le Renaison, à deux kilomètres de la ville, à la hauteur de Beaulieu, mais outre que l'eau qu'elles fournissaient était en quantité insuffisante (240 mètres cubes environ par vingt-quatre heures pour 17,000 habitants), elle se trouvait souvent polluée par les résidus des usines et fabriques, féculeries et tanneries qui s'étaient établies sur le cours du ruisseau.

C'est alors qu'après avoir éliminé successivement plusieurs projets d'amenées de l'eau de la Loire, de forages de puits artésiens, etc., on s'arrêta au captage de l'eau des sources des Poupées sur le plateau de ce nom, situé à deux kilomètres de la ville, sur l'emplacement appelé le Marais. Cinq grandes tranchées parallèles furent ouvertes qui devaient fournir 1500 mètres cubes d'eau en vingt-quatre heures, ce qui faisait une moyenne de 75 litres par habitant. La qualité de l'eau était très bonne, claire, limpide, d'un degré hydrotimétrique de 5^0, fournissant un résidu de 0,20, dont 0,05 de bicarbonate de soude, elle offrait toutes les garanties désirables, et la ville s'en abreuva pendant plus de trente ans. Mais fut-ce par vice de construction des tranchées, ou dérivation de la nappe d'eau souterraine par l'appel de plus en plus considérable fait vers la partie basse de la ville par les nombreuses fabriques consommant pour leurs puits particuliers une immense quantité d'eau, le débit des sources des

Poupées ne s'est pas maintenu et on a dû songer à un autre moyen d'alimentation pour la ville.

Le barrage de la Tâche, un affluent du Renaison qui descend du massif granitique de la Madeleine, a été construit de 1887 à 1890. En raison de l'augmentation croissante de la population et du développement parallèle de l'industrie, la quantité d'eau nécessaire par jour est devenue plus élevée qu'on ne l'avait calculé autrefois. On a estimé à 200 litres par habitant celle que devait fournir la nouvelle source créée par le barrage de la Tâche. Rappelons pour servir de terme de comparaison que Lyon dispose de 125 mètres cubes par habitant, Clermont de 150, Saint-Étienne de 210, Saint-Chamond de 400^{mc}. Roanne se trouve dans la moyenne, et les dispositions prises pour le nouveau captage permettent d'affirmer que cette proportion ne subira aucune altération avec le temps, peut-être même sera-t-elle susceptible d'augmentation.

Le ruisseau de la Tâche coule au milieu d'un bassin qui représente à peu près 14,000 hectares. Le terrain est granitique et porphyrique, presque complètement couvert de forêts. Les parties qui ne sont pas boisées aujourd'hui sont destinées à le devenir et c'est en cela que réside l'espoir de voir un jour le débit des sources augmenter. Il n'y a pour cette région aucune crainte de défrichement pouvant diminuer la quantité d'eau à recueillir ; il n'existe aucun village sur les bords du ruisseau ni aux alentours qui puisse faire redouter l'infection du cours d'eau.

De 1879 à 1882 il est tombé sur le plateau de la Madeleine une moyenne de 1^m,084 d'eau par an. On sait que les pluies annuelles de plus d'un mètre laissent une hauteur d'eau disponible de 0,60 après évaporation et absorption dans les pays tempérés. Un bassin de 1400 hectares devra donc procurer 8,400,000 mètres cubes d'eau qui, ramassée dans un fond de vallée alimenteront une distribution journalière de 20,000 mètres cube d'eau.

Le barrage de la Tâche contient 6,000,000 de mètres

cubes. Il consiste en une vaste muraille en maçonncrie fermant la vallée en un point. Sa largeur est de 100 mètres, sa hauteur de 35. Deux tunnels, l'un à la partie supérieure et l'autre à la partie inférieure, à 6 mètres au-dessus du fond, permettent de puiser de l'eau chaude ou fraîche suivant la saison. La température de l'eau pendant l'été est environ de 19° à la surface, tandis qu'elle ne dépasse pas 12 ou 13 dans la profondeur. La conduite d'amenée à Roanne est faite de tuyaux en fonte situés à 1 mètre 50 de profondeur; la longueur totale du parcours est de 12 kilomètres.

Dans le cas où une crue du ruisseau viendrait subitement à se produire, un canal de décharge a été construit sur un des côtés du barrage pour dériver l'eau dans une vallée voisine. Un vaste réservoir situé à la Mirandole, à environ 4 kilomètres de Roanne sur le trajet de la conduite, sert de réserve lorsque des réparations se présentent à faire soit au barrage même soit le long de la conduite.

Comme on le voit, l'eau du barrage de la Tâche suffit aux besoins de la population de Roanne comme quantité. La qualité ne le cède en rien à la première; elle est limpide, douce, d'un degré hydrotimétrique égal à 3°, et ne contenant qu'une faible proportion de sels minéraux; son résidu fixe est de 0,0610 par litre.

L'analyse suivante donne une idée exacte de sa composition :

Acide carbonique...............	0,0383
Acide chloridrique.............	0,0065
Acide sulfurique..............	0,0030
Silice.......................	0,0005
Protoxyde de fer..............	traces.
Chaux.......................	0,0021
Magnésie.	0,0030
Potasse......................	traces.
Soude	0,0051
Matières organiques...........	0,0016
	0,0806

ÉGOUTS. — Il n'y a pas d'égouts à proprement parler à Roanne, les quelques canaux qui existent dans certains quartiers ne pouvant être considérés comme tels. Ce sont d'abord les anciens fossés du château creusés primitivement pour le desséchement des marais et qu'on a recouverts de voûtes sur la plus grande partie de leur parcours pour construire par dessus des maisons et en faire des chaussées. Ces fossés reçoivent les eaux résiduaires des habitations riveraines, et après avoir traversé une partie de la ville viennent aboutir au milieu des jardins maraîchers qui se trouvent sur les bords du canal de la Loire. Mais comme la pente est insuffisante en certains points, l'écoulement se fait lentement et les immondices qui y séjournent donnent lieu pendant l'été à des émanations infectes qui s'échappent par les bouches ménagées çà et là.

D'autres fossés moins vastes que les premiers et qui présentent la conformation de véritables égouts existent dans différents quartiers de la ville. Ils ont été construits en 1887 et en 1891. Leur point de départ est l'extrémité ouest du faubourg Mulsant. Ils se dirigent de là vers l'intérieur où ils se bifurquent en deux tronçons descendant le long de la pente qui aboutit au bassin du canal. Leur développement qui est de 6000 mètres est insuffisant eu égard aux 40 kilomètres de rues qu'offre la ville de Roanne. De plus leur entretien laisse à désirer puisqu'ils sont dépourvus de chasses et ne peuvent être nettoyés que par l'eau des orages en été ou par la pluie dans les autres saisons.

Tout est à faire à Roanne pour assurer l'évacuation des eaux vannes des habitations, des usines et de la voirie. Une sérieuse difficulté se présente pour l'établissement d'un réseau complet d'égouts ; elle vient de cette particularité que dans la plupart des rues la chaussée est plus haute que le sol sur lequel se trouvent construites les maisons. Les cours intérieures de celles-ci sont en contre-bas de la rue. Cette différence de niveau rend difficile l'écoulement des eaux pluviales et plus encore celui des eaux ménagères. Aussi dans la plupart des habitations existe-t-il un puits perdu, une fosse à ordures dans laquelle viennent aboutir tous les résidus de la maison.

Les inconvénients d'un état de choses aussi défectueux n'ont pas manqué de préoccuper l'administration locale en raison de l'infection à jet continu qui en résulte pour le sol de la ville. Plusieurs projets ont déjà été successivement présentés dans le but d'établir un réseau complet d'égouts. Celui qui semble avoir le plus de chance d'être adopté consiste dans la construction pour chaque quartier de la ville de différents tronçons aboutissant à deux grands collecteurs situés dans la partie basse et où viendront se réunir toutes les eaux vannes de la ville. Les conduites seront en grès vernissé de 0,20 à 0,40 de diamètre et avec une pente minima de 1 sur 1000. Aux grands collecteurs on donnera une forme ovoïde avec radier cylindrique et une hauteur de voûte de 2 mètres. Cette disposition qui comporte une banquette de chaque côté permettra l'usage de vagons vannes. Des chasses automatiques se feront au moyen de réservoirs alimentés par l'eau de la source des Poupées. On a calculé que la quantité d'eau nécessaire à cette opération renouvelée deux fois en vingt-quatre heures sera de 1900 mètres cubes. L'approvisionnement de la ville peut répondre à cette consommation et les vœux les plus pressants doivent être formulés pour l'accomplissement de cette œuvre qui assurera l'entretien hygiénique de la propreté dans les habitations et dans la rue. La caserne bénéficiera de cette mesure car pas plus que les autres groupes elle ne possède d'égouts et ses eaux résiduaires s'écoulent sur la chaussée par des caniveaux à ciel ouvert.

La question de savoir où devront aboutir les eaux vannes des égouts ne doit laisser à notre avis aucun doute dans l'esprit. Au lieu d'exposer les habitants des villages et des villes situés en aval de la Loire à s'infecter des déjections de

Roanne, mieux vaudrait se résoudre à l'utilisation agricole.

La quantité d'eau vanne que déversera la ville au début sera environ de 6400 mètres cubes. Il existe à proximité dans la direction de Mably une plaine sablonneuse qui présente les conditions les plus favorables à la pratique de l'épandage. La couche de sable est de deux ou trois mètres reposant sur un fond d'argile qui ramènera en pente douce les eaux à la Loire après leur utilisation pour la culture. Il suffira d'une machine élévatoire qui les amènera des grands collecteurs au milieu de la plaine où les propriétaires pourront les puiser.

VIDANGES. — Le système en vigueur est celui des fosses fixes. Chaque habitation possède la sienne. La plupart de ces fosses sont étanches ; quelques-unes sont simplement creusées dans la profondeur du sol. La vidange se fait par l'intermédiaire d'une société qui emploie pour l'épuisement des fosses un appareil pneumatique. Ce procédé permet d'opérer le curage d'une façon à peu près inodore. Le contenu est emporté au moyen de tonneaux cylindriques en tôle dans un dépotoir qui se trouve à trois kilomètres en dehors de la ville, dans la direction nord sur la route de Briennon.

Tous ces résidus fécaux sont collectés dans d'immenses bassins étanches et livrés ensuite à l'industrie maraîchère. Ils se trouvent ainsi ramenés dans les jardins aux portes de la ville souvent même dans l'intérieur et servent à la fumure du sol. La société des vidanges avant de livrer son engrais traite les matières des fosses par le sulfate de fer ou autre désinfectant ; mais il n'en est pas toujours ainsi dans la pratique et cette précaution est souvent négligée. Il arrive même que les voitures de la société ne vont pas jusqu'au dépotoir pour déposer leur chargement et qu'elles le laissent en route dans les réservoirs privés que possèdent les maraîchers au milieu des jardins. On ne compte pas moins de 73 de ces réservoirs qui sont autant de foyers d'infection échappant à la surveillance de l'administration.

Comme les autres habitations, la caserne est munie de fosses fixes, mais leur aménagement et leur entretien ont atténué jusqu'à ce jour les inconvénients du système. Il ne semble pas que les émanations qui s'en échappent aient jamais occasionné d'épidémies pour les militaires.

Il y a tout lieu d'espérer que si la ville met à exécution le projet de construction du réseau complet d'égouts dont nous avons parlé plus haut on verra s'établir dans les différents quartiers le système du tout à l'égout. La richesse en eau de la ville et la pente que l'on pourra donner aux canaux permettent d'augurer le mieux en faveur de cette innovation. Les fosses d'aisances seront ainsi supprimées et avec elles l'infection inévitable du sous-sol des habitations. L'agriculture qui seule pourrait réclamer de l'adoption de cette nouvelle mesure trouvera une large compensation dans l'utilisation du système de l'épandage.

Nous n'avons rien dit des urinoirs publics ; ils sont d'origine toute récente. Il y a quelques années un maire de Roanne qui était en même temps un médecin distingué avait failli en obtenir la construction ; mais un édile aussi éloquent que spirituel ayant proposé d'appeler du nom de ce médecin les monuments qu'il réclamait, on en a ri et on n'en fit rien. Depuis, on est revenu sur ce scrupule et la ville se trouve en ce moment dotée d'un certain nombre d'urinoirs. Les liquides qui s'en écoulent se déversent dans les canaux servant d'égouts et se mélangent aux autres produits résiduaires.

Il ne faut pas négliger parmi les différentès causes d'infection pour la ville les résidus industriels que fournissent les nombreuses fabriques, particulièrement les tanneries et qui s'écoulent pour la plupart à ciel ouvert dans le Renaison ou dans des fossés conduisant directement à la Loire. Leur dérivation dans l'égout commun projeté constituerait une amélioration importante et viendrait se joindre aux nombreuses autres que nous avons signalées.

Enfin, formulons le vœu que les immondices de la voirie au lieu d'être transportées tous les jours dans des dépôts où elles sont entassées à l'extérieur de la ville, soient incinérées au moyen d'appareils appropriés comme on le fait dans certaines villes, particulièrement en Angleterre.

ABATTOIR. — Il y a douze ans que Roanne possède un abattoir. Avant cette époque, chaque boucher préparait sa viande chez lui, le plus souvent au voisinage de sa boutique. Les déchets qui résultent de cette opération étaient déversés dans des puits perdus, constituant ainsi autant de foyers d'infection. Aujourd'hui, un établissement des plus confortables existe sur les bords de la Loire, en dehors de la ville et à une distance assez grande des habitations pour qu'aucun inconvénient résulte de son voisinage. L'aménagement intérieur de l'abattoir répond à toutes les exigences modernes. Les salles d'abattage sont dallées, abondamment pourvues d'eau, et un grand égout collecteur entraîne à la rivière tous les résidus liquides et les eaux de lavages. Les parcs à bestiaux sont proprement tenus et leur dimension en rapport avec la consommation ordinaire de la ville. On estime à 20,000 moutons, veaux ou porcs, et à 1500 bœufs le nombre d'animaux abattus chaque année. Un vétérinaire est chargé de l'inspection des viandes. Elle se pratique sur les animaux vivants et sur les quartiers dépecés après l'abattage. Une estampille particulière marque la viande de bonne qualité. Celle qui n'est pas acceptée par l'inspecteur est cédée immédiatement aux équarrisseurs. Nous devons avouer que le cas se présente rarement, le voisinage du Charolais valant à la ville de Roanne une viande de boucherie particulièrement belle et saine.

HOPITAL. — L'hôpital se trouve à l'extrémité nord-est de la ville, sur la route de Charlieu. Il se compose d'un certain nombre de bâtiments situés au milieu d'un superbe enclos. Une partie de ces bâtiments est ancienne ; dans notre deuxième chapitre nous avons, en passant, donné leur histoire. C'est la maladrerie du XIIIe siècle et l'ancien cloître des Augustines. Ces masures sont utilisées aujourd'hui comme communs. Les malades sont logés dans des pavillons à un étage, de construction récente et dont l'aménagement est en rapport avec les exigences hygiéniques de notre temps.

Le nombre de malades que peut recevoir l'hôpital est de 120. Ils sont divisés en deux services, un de médecine et un de chirurgie, confiés à des médecins de la ville nommés par la commission administrative. Une salle d'opérations, construite d'après les modèles récents, a été inaugurée en 1884 ; elle est pourvue d'un arsenal chirurgical complet et de tous les appareils nécessaires à la pratique rigoureuse de l'antisepsie.

Il manque à l'hôpital un service d'accouchement, le besoin s'en fait sentir d'une façon pressante tous les jours, mais les ressources de l'administration sont insuffisantes pour le créer.

Les salles militaires pour le service de la garnison ont été ouvertes en 1874. Elles sont situées dans un pavillon à deux étages, séparé des services civils par une cour réservée aux militaires. Le nombre de lits est de 31 ; 14 sont au rez-de-chaussée, autant au premier étage et trois chambres séparées sont réservées aux officiers. La disposition du bâtiment et l'aménagement intérieur des salles font du pavillon militaire un local particulièrement favorable au bon traitement des malades.

CONCLUSION

Si l'on veut résumer dans une vue d'ensemble l'état hygiénique de la ville de Roanne depuis son origine jusqu'à nos jours, son histoire peut être divisée en un certain nombre de périodes ayant eu chacune sa note dominante. C'est d'abord la période palustre qui représente les premiers temps de son existence, alors que la malaria sévissait avec violence dans toute la plaine du Forest et dans la ville même. Les travaux de desséchement des marais et l'ouverture des fossés dans la ville en ont marqué la fin.

Après le paludisme est venue la fièvre typhoïde, période typhoïde, à mesure que la population s'est entassée dans les rues étroites, s'infectant elle-même par ses déjections. A partir de 1860, lorsqu'on a commencé à distribuer aux habitants de l'eau de source, elle a diminué; on la voit disparaître complétement en 1890 le jour où la quantité d'eau est assez abondante pour permettre de renoncer à l'usage des anciens puits. La construction d'un réseau d'égouts complétera l'œuvre commencée par la distribution d'une eau de boisson pure et abondante.

Restent aujourd'hui les fièvres éruptives comme la variole, la rougeole, la scarlatine et la diphtérie. C'est la période actuelle, et qui restera ouverte jusqu'à ce que la désinfection soit devenue d'un usage commun.

Enfin, pour l'avenir, c'est la tuberculose, l'alcoolisme, etc., qui ne manqueront pas de trouver un milieu propice à leur développement dans cette population ouvrière si dense et qui est exposée encore à s'accroître. On pourra réserver à cette période le nom de période critique.

La garnison qui existe depuis vingt ans n'aura pas eu à compter avec les difficultés du début. Lorsque le bataillon d'infanterie est arrivé à Roanne en 1874, la fièvre typhoïde sévissait avec moins de rage. Elle est devenue aujourd'hui rare parmi les militaires comme dans la population civile. Contre les fièvres éruptives la caserne se trouvera toujours protégée par la désinfection qu'on y pratique régulièrement. Si d'autres affections, résultant de la corruption urbaine, viennent à se développer plus tard, l'armée y restera jusqu'à un certain point étrangère, et l'on peut assurer sans crainte que la garnison de Roanne conservera dans la suite les conditions de santé qui la font remarquer aujourd'hui parmi les villes de la XIIIe région.

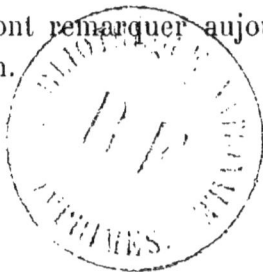

TABLE

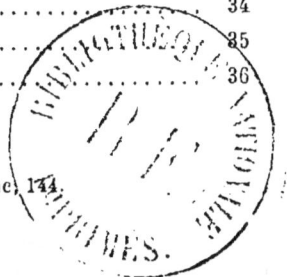

Paris. — Imp. Devalois, avenue du Maine, 144.

93